市民健康普及教育丛书

2022年度国家卫生健康委科学研究基金–浙江省卫生健康重大科技计划项目资助
编号：WKY-ZJ-2216）——基于结构方程模型解析儿童青少年肥胖的干预效果以及优化干预策略

宁波市公益性科技计划项目资助
（编号：2022S182）——基于健康生活方式研究的儿童青少年健康科普及课程开发

肥胖科普

主编 励丽

ZHEJIANG UNIVERSITY PRESS
浙江大学出版社
·杭州·

图书在版编目（CIP）数据

肥胖科普100问 / 励丽主编. -- 杭州 : 浙江大学出版社, 2023.6（2024.11重印）

ISBN 978-7-308-23817-5

Ⅰ. ①肥… Ⅱ. ①励… Ⅲ. ①肥胖病－防治－普及读物 Ⅳ. ①R589.2-49

中国国家版本馆CIP数据核字(2023)第091097号

肥胖科普100问

FEIPANG KEPU 100 WEN

励 丽 主编

策划编辑	柯华杰
责任编辑	吴昌雷
责任校对	王 波
封面设计	林智广告
插 画	郭金鑫
稿件统筹	赵 钰
出版发行	浙江大学出版社
	（杭州市天目山路148号　邮政编码 310007）
	（网址：http://www.zjupress.com）
排 版	杭州林智广告有限公司
印 刷	杭州捷派印务有限公司
开 本	889mm×1194mm 1/32
印 张	2.875
字 数	45千
版 印 次	2023年6月第1版 2024年11月第3次印刷
书 号	ISBN 978-7-308-23817-5
定 价	25.00元

肥胖科普 100 问

编委会

主　编　励　丽

编　　委　刘佳宁　顾佳莹　张家豪　金兰馨

　　　　　金璐楠　余开露　邵豪杰　杨晶洁

总　序

疾病，自古以来就是人类无法绕过的话题，它与人类相伴相随，一直影响着人类社会和人类文明。随着科技的飞速进步及社会的不断发展，人类在与疾病的斗争中不断取得胜利，人类对于自身的健康有了越来越多的主动权。特别是近年来，随着国民健康意识的不断提升，越来越多的人关注健康问题，追求"主动健康"。国家也在以前所未有的力度推进"健康中国"建设，倡导健康促进理念，深入实施"将健康融入所有政策"。2019 年 7 月，国务院启动"健康中国行动（2019—2030 年）"，部署了 15 个专项行动，其中第 1 项就是"健康知识普及行动"，这也凸显了国家对健康知识普及工作的重视。

健康科普是医务工作者的责任，也是医务工作者的义务。人们常说，"医者，有时是治愈，常常是帮助，总是去安慰"。作为医生，我们在临床工作中，发现许多患者朋友有共同的问题或困惑，如果我们能够提前做好科普，答疑解惑，后续的治疗就能事半功倍。通过科普书籍传递健康知识，打破大众的医学认知壁垒，能为未病者带去安慰，增强健康知识储备；为已病者提供帮助，使其做一个知情的患者；给久病者以良方，助其与医生共同对付难缠的疾病。这就是编写本丛书的初衷，也是编写本丛书的目的。

都说医生难，其实大部分没有医学知识的普通民众更难。面对庞杂的医疗信息，面对各地不均衡的医疗水平，面对复杂的疾病，一方面要做自己健康的第一责任人，另一方面还要时刻关注家人的身心健康。我作为医生同时又是医院管理者，也一直在思考能为广大民众做点什么，以期既能够治愈来医院就诊的患者，又能为出于这样或那样的原因不能来医院面诊的患者解决问题。

这套科普丛书，就可以解决这个问题。它以医学知识普及为目的，从医生的专业角度，为患者梳理了常见疾病预防治疗的建议。丛书共 15 册，涵盖了情绪管理、居家护理、肥胖、睡眠、糖尿病、肾脏病、糖尿病肾脏病、口腔健康、呼吸系统疾病、骨质疏松、脑卒中、心脏病、高血压、女性卵巢保护、前列腺疾病 15 个主题。每册包含 100 个常见问题（个别分册包含 100 多个常见问题），全书以一问一答的形式，分享与疾病相关的健康知识。丛书的编者都拥有丰富的临床经验，是各科室和学科专业的骨干。丛书分享的知识点都是来源于一线医务工作者在疾病管理中的实践经验，针对性强。通过阅读，你可以快速而有针对性地找到自己关心的问题，并获得解决问题的办法，从而解除健康困扰。你也可以从别人的问题中受到些许启发，从而在守卫健康的过程中少走一些弯路，多做一些科学的、合理的选择，养成良好的健康生活方式。因此，特撰文以推荐，希望我们这个庞大的医生朋友团队用科普的力量，在促进健康的道路上与你一路同行。

未病早预防，有病遇良方，愿大家都能永葆健康！

2023 年 3 月

前 言

目前超重肥胖问题的严重程度前所未有，根据《中国居民营养与慢性病状况报告（2020年）》数据显示，18岁及以上居民超重率和肥胖率分别为34.3%和16.4%，也就是说平均每两个成年人就有一个需要控制体重！

超重肥胖的原因与久坐不动、高热量饮食、吸烟、酗酒等不良生活方式密不可分，它会对人体各大系统造成不可估量的危害，极大程度增加心梗、中风、尿毒症等疾病的发病风险，严重影响居民生活质量和寿命，同时增加了个人、家庭及社会的经济负担。

古人云，"上医治未病"，作为内分泌科医生，也作为医院慢病防治中心的负责人，在日常临床诊疗及慢病防控工作中，我深刻体会到慢病防治要以防为主，要做"生活方式病"（由不良生活方式引起的代谢性疾病）的一级预防，首先要做的就是体重管理。2015年，我牵头成立了宁波首家公益性"肥胖俱乐部"，随后带领团队首创多学科干预模式进行体重管理。目前已发展成为一支成熟的体重管理队伍，即以团队心理支持为基础，以临床诊治、医学营养、数字随访、生活方式重建为主要元素，联合内分泌科、运动骨科、营养科、心理科、睡眠呼吸科、中医科、胃肠外科等多学科体重管理模式。此外，我们团队也不断深入开展全民健康教育活动，通过各种媒体阵地，如在公众号、杂志、报刊发表多篇科普文章，利用讲座、直播、电台和真人秀节目进行宣传，全方位呼吁和引导大众养成良好的健康行为和生活方式，预防慢病的发生。

本书整理了和体重管理相关的一百个问题，也是日常超重肥胖患者最关心，我们团队平时被问到最多的问题，涉及饮食、运动、疾病等几大方面。希望以这种问答的形式，能更简单，更直观地为读者答疑解惑，避开减重误区，在帮助大家早日建立起健康的生活方式，拥有健康体重的道路上提供一份助力。感谢我的生活方式团队在编写本书过程中的辛苦付出，也期待广大读者提出的宝贵意见和建议，不足之处，烦请指正。

编者

目 录
CONTENTS

二 关于运动

?01 为什么爱吃甜食容易发胖?

甜食主要由糖、油脂、面粉制作而成。甜食中的添加糖结构比较简单,比米饭或面条中的复合糖消化速度快,在胃中停留的时间很短,进食后不久人体就会感到饥饿。长期空腹食用甜食将导致恶性循环。再者,糖被吸收后进入血液,血糖水平上升会使胰岛素大量分泌,促进脂肪的合成,于是大量多余的能量以脂肪的形式被储存起来,人体就会变胖。

?02 为什么爱吃精白米面容易发胖?

精白米面经过加工之后,会丢失大量原有的营养成分,如维生素、膳食纤维和矿物质等,剩下的大部分是淀粉,易被人体消化吸收,升糖指数比较高,而血糖水平上升会使胰岛素大量分泌,促进脂肪的合成。

3 为什么吃太咸容易发胖?

在烹饪时添加大量食盐会导致食欲增加,食物摄入过量,热量自然超标。另外,食盐摄入过多会增加饮水量,同时大量钠的存在易造成水钠潴留,也会导致体重上升。

4 爱吃辣的也容易发胖吗?

辣椒本身并不会导致肥胖,但是辣椒属于辛辣刺激的食物,会刺激唾液腺分泌唾液,具有开胃的功效,因此食用辣椒后会增加其他食物的摄入量,从而导致肥胖。

5 吃糖油混合物为什么容易发胖?

糖油混合物指高糖加高油的组合,是典型的精加工食物,最好的例子就是烘焙食品和油炸食品。这类精制的碳水化合物消化吸收很快,同时热量极高,导致血糖水平上升非常快,而人体为了保持血糖稳定,需要分泌大量胰岛素,加快脂肪合成。油脂的热量非常高,单食油脂会使人感觉油腻,而与糖混合再经高温处理后，其口感将大大改善，人体大量摄入这类食物，就会导致肥胖。

）6　糖类来源于哪些食物？我不吃甜食是不是就没有摄入糖？

糖类是一个广义的概念，世界卫生组织将糖区分为游离糖和内源糖。游离糖是指厂商、厨师或消费者添加到食品中的单糖和双糖，加上蜂蜜、糖浆和果汁中天然存在的糖，就是我们通常理解的能提供甜味的食物。而内源糖主要来源于谷类（如大米、白面、玉米、高粱）、根茎类（如红薯、马铃薯、芋芎）食物等，此外蔬菜水果也可以提供少量乳糖。

任何食物都含有蛋白质、脂肪和碳水化合物，而平时摄入的碳水化合物其实就是我们所说的糖。口感不甜的食物，如馒头、面条、米饭等都含有丰富的糖类，而且几乎全是糖。一些蔬菜水果也含有糖，只是糖分的含量比较低，所以不吃甜食，不等于不摄入糖。

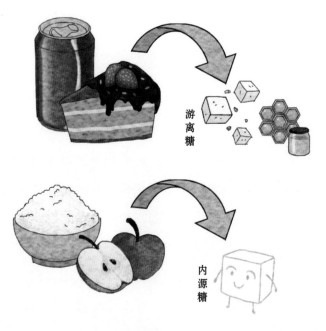

游离糖

内源糖

游离糖和内源糖

7 我是碳水化合物爱好者，实在戒不掉碳水化合物怎么办？

减重不是不吃碳水化合物，重要的是控制总热量的摄入，可以适当降低碳水化合物的比例，增加蛋白质的摄入，在保持血糖稳定的同时还能抑制对碳水化合物的渴望。此外，还可以把一些容易消化吸收的精制碳水化合物替换成粗粮，既能增加饱腹感，也有助于控制热量的摄入。

8 哪些食物富含蛋白质？

富含蛋白质的食物主要有畜肉类、禽肉类、蛋类、鱼虾类、乳制品类和大豆及其制品，这些都是优质蛋白质来源，可以帮助人体补充所需的蛋白质。除此之外，日常饮食中的五谷杂粮、坚果等也含有蛋白质，属于非优质蛋白质；薯类、菌类、绿叶蔬菜类、水果等食物含蛋白质较少。因此，建议低蛋白血症患者选择高蛋白食物作为蛋白质的补充来源。

9 减重期间我要不要控制吃肉？

减重期间是可以吃肉的，不过要尽量吃瘦肉。瘦肉含有的蛋白质比较丰富，是减重期间必不可少的食物。从比例上来说，应该多吃肉，因为只有摄入足够的蛋白质，才能在减重期间减少肌肉的流失，保证基础代谢率。但是进食的总量不能太多，要注意总热量的控制，如果食用肉过多，那么其他食物就要相应地少吃一些。

○10 我吃什么能补充维生素、矿物质呢?

日常饮食中大部分食物含有维生素,像牛奶、鸡蛋、西兰花、菠菜、芹菜、大豆、红薯、坚果、动物内脏、瘦肉均含有较高的维生素,尤其是B族维生素和维生素C,如果日常饮食无法满足人体需求,那么可以适当补充多元维生素片。

矿物质是人体内无机物的总称,这些物质不能在体内合成,必须从外界获取。谷薯类和杂豆类的矿物质含量较高,因此推荐在主食的选择上做到粗细搭配,避免只吃精白米面。此外,坚果也是不错的矿物质来源,但是其热量较高,因此推荐一天的摄入量控制在 10 g 左右,这样既能避免发胖,又能确保矿物质的摄入。

○11 哪些食物富含膳食纤维?

膳食纤维主要来源于植物的细胞壁,不会被胃肠道吸收消化。膳食纤维主要存在于蔬菜尤其是叶菜类中,如韭菜、芹菜、菠菜、油麦菜、小白菜,其中含有的膳食纤维非常可观;水果如苹果、香蕉、橘子、柠檬、柚子等,果肉中含有的膳食纤维也非常丰富;

谷物类中的粗粮，如玉米、小米、燕麦、大麦，其麸皮中也含有大量膳食纤维。

？》12 为什么吃饭速度快容易发胖？

吃饭吃快了容易发胖，原因是进餐过快，容易刺激胃部，分泌过多胃酸，使食欲增加，这样就会吃得比较多。另外，饱腹感的产生也需要一定时间，如果吃饭速度过快，待机体意识到吃饱时，可能就已经摄入过多的食物，导致摄入的热量过高，造成体重的进一步增加。

？》13 吃饭速度慢也会导致肥胖吗？

吃饭速度慢不会导致肥胖，但如果进餐时间过长，就会导致肥胖，因为无形之中会增加摄入量，总热量超标。

？》14 为什么细嚼慢咽能预防肥胖，且能减重？

通过细嚼慢咽减少进食量，增加机体的消耗，有助于减重。细嚼慢咽可以增加进食的饱腹感，一般情况下进食时口腔、胃肠黏膜会发出信号到下丘脑的摄食中枢，随着进食时间的延长，信号就会作用在摄食中枢，产生饱腹感。

15　我可以通过不吃早饭减重吗？

不建议。不吃早饭并不能起到减重的作用，往往会因为明显的饥饿感导致中餐吃得更多。此外，节食减重更易引起反弹，不能做到长期坚持。并且早餐是很重要的，长期不吃早餐易患胆囊结石。

16　减重中早餐的重要性有哪些？

早餐是一定要吃的，不吃早餐会降低身体的基础代谢率，更容易累积脂肪；损伤肠胃黏膜，诱发肠胃炎症；导致胆汁浓缩，易产生胆囊结石；透支肝脏，损伤肝功能。

早餐原则：早餐要吃早、吃好、吃饱，建议选择高蛋白、高矿物质、高维生素、高纤维、低糖、低脂的食物。

早餐结构：主食（玉米、红薯、燕麦等）+优质蛋白（豆浆、纯牛奶、无糖酸奶、水煮蛋等）+蔬果（小番茄、小黄瓜等）。

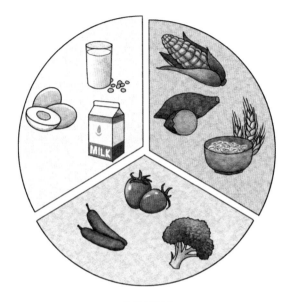

早餐结构图

❓ 17 早餐太单调了，鸡蛋已经吃腻了，还有其他选择吗？

早餐当然可以按照你的意愿做些适当调整。

蛋白质的其他选择：（1）鸭蛋、鹌鹑蛋等，可以做成荷包蛋、溏心蛋、茶叶蛋等。

（2）牛奶、豆腐脑、培根烤肉等，这些也是优质蛋白质的来源。

18 为什么吃宵夜会导致肥胖?

在睡眠期间,机体热量消耗会降到最低,没有被消耗掉的热量便在体内转化成脂肪储存起来。此外,宵夜还会影响睡眠及肠胃和肝脏功能,肠胃和肝脏为了消化和转化机体所摄入的食物,在半夜必须努力工作,因此将得不到良好的休息和修复。

19 为什么在外就餐多容易肥胖?

近年来,越来越多的人选择在外就餐以解决自己的一日三餐,这种方式省时省力,的确为人们带来不少便利,但也增加了肥胖的发生风险。餐馆为了吸引顾客,使菜品色香味俱全,普遍存在过量使用调味品的情况,这就使我们在不知不觉中摄入超标。另外,过量的盐分也是引起许多慢性病的元凶之一,又间接导致肥胖的发生。

20 外卖点轻食,对减重有用吗?

其实,外卖的轻食一般不能起到减重的效果。

（1）主食和蔬菜、肉类的总量不够。一般的轻食中的蔬菜叶子虽然体积大,看起来一大盘,其实只有一小把而已，根本达不到每天吃 300 ～ 500 g蔬菜的量。轻食中主食量也比较少，甚至没有主食，经常吃易引起营养不均衡；还有的轻食中缺乏肉类，蛋白质摄入不足就会加快身体肌肉流失速度。

（2）酱料能量。轻食中常常会用到蛋黄酱或沙拉酱等，其能量很高，如蛋黄酱中的脂肪含量达到80%，沙拉酱脂肪含量超过 40%。也有部分商家会通过加盐的方式改善口味，这样一来钠的摄入甚至已超过每天的推荐量。

21 我每天都会点外卖，有什么点外卖的注意事项吗？

减重就要低卡饱腹。在烹饪方式上以蒸、煮、炖、焖为首选。在口味上应以清淡为主，尽量避免口味很重的菜肴等。每餐都要有蔬菜+肉+主食，比例为 2∶1∶1。例如：沙县小吃的鸡腿饭、鸭腿饭、牛腩饭等（鸡皮、鸭皮可以不吃），鸡鸭牛肉的能量很低，再搭配一些青菜、豆皮、卤蛋，这样蛋白质和维生素就都有了；或者麻辣烫里选取蔬菜+肉+面条/粉条的组合，避免各类丸子及腌制品。

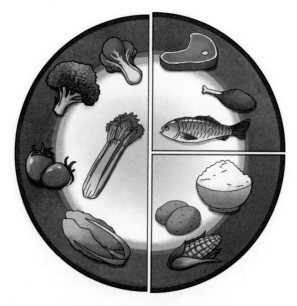

餐盘原则

❓) 22 逛超市时，我应该如何选择购买食物？零食可以买哪些呢？

　　零食可以选择一些低能量的健康零食，如全麦面包，富含粗纤维、锌和钾等矿物质，在购买时注意是否添加色素，切口是否紧密；黑巧克力是所有巧克力中奶质和糖类含量最低的，能量不算高而且富含营养素；酸奶或者无糖酸奶能量相对较低，富含蛋白质而且对肠道有好处，适合解馋；坚果类也是不错的选择，不过要注意控制摄入量，每天 10 g 左右就差不多了。

?》23　在外就餐常达不到平时的饮食要求怎么办?

注意荤素搭配，每餐必点三类食物：主食、荤菜和素菜；了解附近的餐饮店，选择合适的店家；点少油少盐烹饪的食物；自己主动控油，在吃重油重盐的食物时，可以先用开水或者清汤涮一涮再吃。

?》24　饮酒会变胖吗?

首先，酒精的能量高达 7 kcal/g，远远超过了碳水化合物和蛋白质（4 kcal/g），仅次于脂肪（9 kcal/g）。不过，酒精的高能量还不是饮酒致胖的唯一原因，酒精有促进食欲、影响内分泌等作用，所以经常饮酒的人，是很容易发胖的，尤其是容易长出啤酒肚。饮酒会使胃口大增，进食量增加，从而导致发胖。因此饮酒一定要限量，不要无节制。

25 我平时应酬很多，经常要喝酒，我应该怎么办？

　　一般来讲在外应酬最好不要喝酒，对于减重不利。如果实在要喝的话，成年人一天饮用的酒精量也不应超过 15 g，换算成不同酒类，也就是啤酒 450 ml、葡萄酒 150 ml、38 度白酒 50 g、高度白酒 30 g。同时也可以增加适当的运动，消耗掉这一部分能量。

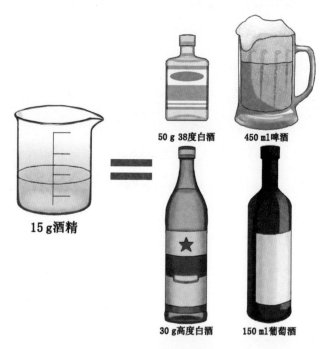

15 g 酒精对应不同酒类的量

26 我需要经常出差，可能达不到这样的饮食要求怎么办？

在酒店就餐时尽量选取肉蛋奶、主食和蔬菜，以及适量水果，使食物的种类丰富，但要控制摄入的总量。在烹饪方式上以蒸、煮、炖、焖为首选，避免油炸、红烧、勾芡等。在口味上应以清淡为主，尽量避免口味很重的菜肴。

27 我是学生，三餐都在学校食堂，我应该怎么办？

学校食堂饮食问题及应对策略如下。

（1）油脂过多。为了美味，学校食堂的伙食经常会放很多油或者调料，这一方面会不知不觉间让你多吃，另一方面也会让你摄入过多的油脂。

应对策略：你可以准备两碗汤，一碗饭前喝，一碗涮菜过油。

（2）很容易多吃。在学校食堂的时候往往因为吃得太匆忙，或者吃的东西多、好吃，而经常会多吃。

应对策略：细嚼慢咽、遵守"八分饱"原则。

（3）食物选择少，长期吃会营养不均衡。在学校食堂吃饭的时候，容易因为一种东西好吃就经常吃它，久而久之，营养就会不均衡。

应对策略：经常变换那些能量低、营养价值高的核心食物。

28　在减重期间怎样消除饥饿感？

可以吃一些能量不高，但能增加饱腹感的食物，如蔬菜、水果等；在饭前饭后喝温开水、蔬菜汤、无糖豆浆等，可以填满胃，能量却不高；一定要控制好食欲，可利用注意力转移的方法，减少胃液和唾液的分泌；要有充足的睡眠，在熟睡的情况下，机体会分泌大量抑制食欲的荷尔蒙，有助于减少减重期间的饥饿感；少吃多餐，这样可以缩小胃口，减轻饥饿程度，还能促进消化，有助于减重。

29　肚子饿了加餐可以选择什么？

加餐最好选择营养素密度较高而能量相对较低的食物，如鸡蛋、奶类、豆制品等，还可选择新鲜蔬菜、低糖水果以及原味坚果等。尽量不选择垃圾食品作为加餐，如油炸、膨化食品等。

另外，加餐不建议吃得太多，不然反而正餐就吃不下了。需要强调的是，加餐不能代替正餐！加餐的时间建议选在两餐之间，另外睡前 1 小时也不建议再进行加餐。

30 能采用只吃水果的方法来减重吗?

只吃水果减重，在短期内可能有一定的效果，一旦增加了别的食物，就有可能造成能量超标，体重就容易反弹了。只吃水果会造成营养不均衡，也会使代谢紊乱，是有害无利的，还可能造成其他的损害。

31 果汁和水果一样吗?

不一样，具体有以下四个区别。

（1）营养素损失：和新鲜水果相比，一方面，果汁制作过程中去掉了其中的膳食纤维、部分维生素和矿物质。另一方面，因为机器在高速转动，水果中的维生素C和抗氧化物质也受到相当大的损失。

（2）含糖量高：一般来说，两个以上的水果才能制作一杯纯果汁，浓缩的糖分相当于 20 ～ 40 g的糖，而 40 g糖就相当于半碗米饭了。每天在三餐之外额外喝进去，怎么可能不发胖呢？

（3）吸收速度不同：水果是固体状态，需要咀嚼，胃排空的速度较慢；而果汁是液体状态，不用咀嚼，在胃里的排空速度很快，在肠道中的吸收速度也很快，从而导致血糖水平上升速度也快得多。

（4）喝的量更多，但饱腹感差：人们喝果汁的速度远远大于吃水果的速度，而喝果汁所带来的饱腹感远远小于吃水果所带来的饱腹感。

 32　我不爱吃蔬菜怎么办？

（1）调整烹饪方式：比如，和生吃蔬菜相比，用旺火炒菜可以去除生腥味，保留脆的感觉。另外，烹饪蔬菜时加入一些调味品会让味道更鲜美。

（2）弄点蔬菜汁喝一下：如果实在不喜欢吃烹饪的蔬菜，那么不妨从每天需要摄入的蔬菜中拿出一部分，做成蔬菜汁喝。蔬菜中富含纤维，并且能促进新陈代谢。虽然把蔬菜打碎会破坏一些纤维结构，但聊胜于无。纤维消化的时间比较长，这就会强迫身体加班来消化它，在此过程中就会消耗更多的能量，加速新陈代谢，从而实现减重的目的。

（3）吃含糖量较低的水果：如果真的不愿意吃蔬菜，那就必须多吃一些低糖水果，以替补膳食纤维这部分营养素，像浆果类、苹果、葡萄柚等低糖水果。需要指出的是，虽然水果中同样富含矿物质和维生素，而且富含水分，但是和蔬菜相比能量更高，因此并不能完全替代蔬菜。

33 我吃素为什么还会胖？

我们平时所吃的素食，主要有粮食、蔬菜和水果，其成分主要是淀粉和纤维，经消化系统吸收后，作为能量被人体利用。并且为了保证口感，往往在素菜的烹饪过程中会加入更多的油，而这也增加更多的能量。可以说不管是不是吃素，只要摄入的总能量过高，身体又来不及消耗利用，都会被合成为脂肪加以储存，如此日积月累，还是会促进肥胖的发生。

34 我爱喝汤，会不会嘌呤高？

由于嘌呤具有很高的亲水性，汤汁中含有极高的嘌呤，所以火锅、涮锅以及高汤、肉汤等久煮的汤类均属于高嘌呤饮食，要喝汤可以选择清汤或蔬菜汤。

35　我爱喝饮料，有什么推荐的吗？

（1）绿茶。它富含类黄酮和咖啡因，这有助于加速新陈代谢，可以促进脂肪燃烧。如果想减重，不妨试试每天喝 2 ～ 3 杯绿茶。

（2）苏打水。它是碳酸氢钠的水溶液，普通苏打水的pH值为 7.5 ～ 9.0，呈弱碱性，区别于弱碱性的碳酸水（二氧化碳水溶液）。不额外添加糖、甜味剂和香精的苏打水几乎没有能量，并且由于其弱碱性的特点，饮用可中和胃酸，缓解一些由于胃酸过多引起的胃痛。

（3）咖啡。有研究显示，餐前喝咖啡可能会有降低食欲的效果；在运动时喝点咖啡，可以帮助产生更好的运动效果；对于约29%的人来说，咖啡还能起到一定的通便效果。不过咖啡再好也不建议多喝，成年人每天咖啡因摄入量控制在 400 mg（相当于两大杯咖啡）以内为宜。

（4）牛奶/酸奶。奶制品是钙和蛋白质的重要来源，它能量低，且能产生一定饱腹感，每日奶制品推荐摄入量为 300 g，大约就是一杯牛奶＋一小杯酸奶。对于乳糖不耐受者，可以选择酸奶，不过许多酸奶为了追求口感大多含糖量不低，减重期间建议选择无糖酸奶。

36　无糖饮料可以喝吗？

根据《食品安全国家标准　预包装食品营养标签通则》（GB 28050–2011）对"无糖"的要求，营养成分糖含量"0"的界限值应为不超过 0.5 g/100 g，可宣称为"无糖"。除此之外还需要注意：无糖≠无能量。不过对于糖尿病、高血糖或减重等控糖人群偶尔用来解馋是没啥大问题的，但要注意适量，不要把"0糖、0脂、0卡"当做你放心大吃大喝的借口。最好的饮料就是白开水，健康又解渴。对于普通消费者来说，日常生活中选择这类产品最好注意以下几点。

（1）选择正规厂家生产的无糖食品。

（2）看配料表。大家在选择这类产品时一定要注意食品标签上注明的内容，食品标签上的配料表是一个产品的原料构成，该产品所有成分都有明确标注，包括名称和量化的信息，且顺序越靠前说明含量越高，可以说是一目了然。优先选择添加糖醇类的天然糖类替代品及功能性低聚糖的食物，尽量少选含有

"糖精""甜蜜素""甜菊糖"等甜味剂的产品。

（3）选择时不仅要看有无蔗糖含量，还要考虑食物本身是否含糖。

（4）有的食品虽然标注了"无蔗糖"，但配料表上标有白砂糖或葡萄糖。其实，蔗糖和白砂糖是同一回事，只是叫法不同而已。还有的标注有"糊精""麦芽糖""淀粉糖浆""玉米糖浆"等，均是糖类。大家要注意甄别，不要被商家的文字游戏所误导。

37 酱鸭、酱肉能吃吗？

酱鸭、酱肉在加工过程中会产生致癌物质亚硝酸盐。从健康角度考虑，我们建议选择新鲜食物。而且不仅在减重期间，日常生活中酱制的食物最好也不要多吃，因为盐分、糖分都会超标。更推荐吃一些新鲜的瘦肉补充优质蛋白，炖、煮、蒸等烹饪方法都是推荐的，另外需要注意的是尽量避免进食动物内脏等脂肪含量高的食物。

38 火锅怎么吃？

（1）选择清汤或者菌汤锅底，红油汤底的能量太高，食用以后会造成皮下脂肪和内脏脂肪过量堆积。

（2）注意火锅食物的搭配。油炸食物、高脂肪的肥肉等高能量、高糖食物不能吃。含有淀粉类的粉丝等主食不吃或少吃。

（3）不要吃油腻的蘸料。既然要减重，那么在此期间吃火锅就要尽可能地减少蘸料中的油脂和能量，防止脂肪的生成和肥胖的发生。

（4）以蔬菜、优质蛋白质为主。避免食用半成品（如香肠、鱼丸、蟹柳等）。

39　调料方面需要注意些什么？

《中国居民膳食指南（2022）》建议，每天摄入的盐不要超过 5 g（约 1 啤酒瓶盖的分量）。每天多吃 1 g 盐，肥胖风险就增加 4%。

日常饮食中，可谓明盐易躲暗盐难防。"明盐"就是生活中可见的食盐，"暗盐"则是加工食品中的隐形盐。

明盐控制：可以使用限盐勺，建议选择低钠盐或低盐酱油，减少食用鸡精、豆豉等酱类调味品，可以尝试用辣椒、大蒜等提味。

一两个喜欢的没什么大问题，不过绝对不要吃多。

（5）小食、饮料类。应尽量避免含糖量、含油量高的，如虾片、汽水等，建议可用无糖饮料暂时代替。

（6）水果、甜食类。这些全是能量炸弹，不过喜欢甜食的朋友们可以选择一些能量相对来说比较低的来过过嘴瘾，如杨枝甘露、南瓜布丁等。水果摄入量建议控制在 200 g 以内，不过要注意的是，水果果糖含量也很高。

41　喝茶对减重有用吗？减肥茶呢？

茶叶都有一定的消食、降血脂的作用，因为茶中含有单宁等有利于减重的物质。但是这个作用是非常弱的，有时候甚至在体重减轻上不明显。

市面上常见的减肥茶，主要分为以下三类。

（1）抑制食欲类：通过提高饱腹感、降低食欲来控制进食量。这种减肥茶的副作用为效果不确定，因人而异。长期大量服用可能造成营养不良。

（2）腹泻类：通过致泻减少人体对食物的吸收。减肥茶的副作用可能造成胃肠道功能紊乱、营养不良。

（3）利尿类：通过促进排尿而减轻体重。利尿剂只能减去身体里水的重量，一喝水体重又恢复了，对长期减重没有意义。副作用表现为电解质代谢紊乱、低血压、脱水。

所以，总的来看，单单想靠喝减肥茶来减重，不仅没有多大效果，反而容易得不偿失。

 42 多喝水会使人肥胖吗？

如果代谢正常的人多喝水是不会长胖的，因为水是零能量零脂肪的。但如果患肾脏疾病的人喝过多的水，则可能会误以为"长胖"。但这里的"长胖"通常指发生水肿，体重增加，而并不是指由脂肪堆积引起的肥胖。

43 哪些不良饮食习惯容易引起肥胖？

爱吃甜食、油炸类食物，喜欢多食和贪食、暴饮暴食，喜欢吃零食、口味偏重、不爱吃蔬菜水果、不吃早餐、三餐不规律、挑食、经常吃宵夜、爱吃肥肉内脏、吃饭速度过快、就餐时间过长等不良饮食习惯容易引起肥胖。

) 44　在运动中，脂肪是怎样被消耗的?

运动的时候，因为肌肉的收缩，需要消耗糖分和脂肪提供能量，而体内的游离糖相对比较少。长时间的运动，糖分难以满足需要，就会消耗体内储存的脂肪，通常较高强度运动 10 min 以上，消耗脂肪的比例就会明显增加，慢跑、游泳等中等强度运动，则需要20 min 以上，才开始消耗比较多的脂肪。

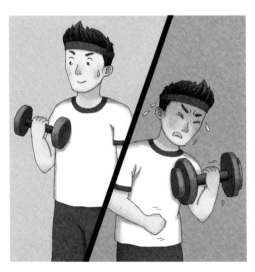

中等强度与较高强度运动时的人体感受

45 预防肥胖的体育锻炼和治疗肥胖的运动疗法有哪些区别?

治疗肥胖的运动疗法是利用人体肌肉关节运动增加能量消耗,从而减少体内脂肪,以达到治疗肥胖、促进身心功能恢复和发展的一种方法。会根据情况选择合适的运动的项目、持续的运动时间、运动频率、运动强度,通常需要达到一定的消耗量。

预防肥胖的体育锻炼则指的是人们根据需要进行自我选择,运用各种体育手段,达到预防肥胖目的的体育活动。并没有非常规范化的评估、管理与消耗量的要求。

46 怎样选择减重的运动项目和内容?

根据自身情况合理选择运动形式。一般肥胖者因为体重基数大,膝踝关节压力大,心肺功能差,建议骑自行车、椭圆仪或游泳这些非负重的方式。对于体重不是很大的人群,运动项目的选择就更多,建议每天进行一个小时运动,有氧运动与抗阻力量运动结合。40 min左右的中等强度有氧运动,心率一般控制在(170－年龄)次/分。20 min抗阻力量运动能让自己感受到肌肉的发力与酸胀感，如哑铃弯举、空手深蹲、仰卧起坐、平板支撑等。

?) 47　什么是有氧运动和无氧运动？

有氧运动是指人体在氧气充分供应的情况下进行的体育锻炼。即在运动过程中，人体吸入的氧气与需求相等，达到生理上的平衡状态。

简单来说，有氧运动是指强度相对较低且富韵律性的运动，其运动时间较长（30 min 或以上），运动强度在中等或中上的程度（最大心率值的 60% ～ 80%）。

无氧运动是指人体肌肉在无氧供能代谢状态下进行的运动。但日常中我们所认为的无氧运动是指肌肉在"缺氧"的状态下高速剧烈的运动。无氧运动大部分是负荷强度高、瞬间性强的运动，所以很难持续长时间，而且疲劳消除的时间也慢。

无氧运动是相对有氧运动而言的。当我们从事的运动非常剧烈，或者是急速爆发，如举重、百米冲刺、摔跤等，此时机体在瞬间需要大量的能量，而在正常情况下，有氧代谢是不能满足身体此时的需求的，于是糖就进行无氧代谢，以迅速产生大量能量。这种状态下的运动就是无氧运动。

48 哪种运动减重最快最有效？

没有哪种运动减重最快最有效。

运动消耗能量的多少，主要取决于运动的强度和时间，和具体类型的关系不大。

应该做自己喜欢的，能常年轻松做下去的运动，无论这种运动是什么。

如果一个运动能常年做下去，那么即使它的"燃脂效率"很低，整年累积下来的能量消耗，也必然远远高于你精挑细选却只做了一次的"高燃脂效率"的运动。

49 大基数减重适合哪些项目？小基数呢？

不同于偏瘦的人群，肥胖人群的关节周围脂肪量比较大，肌肉量比较小。所以如果想减重和保护我们的关节，首先需要锻炼膝关节周围的力量，建议采取比较安全的方式。早期如果进行负重运动的话，关节会受到过大的冲击力，因此我们提倡骑自行车、椭圆仪或游泳这些非负重的方式。同时建议用哑铃、弹力带或到健身房使用健身器械，来进行一些重复性的运动，这对我们的肌肉力量训练是非常好的。

虽然体重正常，体重指数（BMI）也在 $18 \sim 24\text{kg/m}^2$ 的正常范围，但体脂率却悄悄超标了，身体看起来松松垮垮，更重要的是同样会影响健康，这一类属于需要减脂的小体重人群。相比于超重肥胖的大体重人群来说，小体重人群想要减脂塑形就不要只做有氧运动，做一些力量训练会更有意义。可以适度做一些增肌、塑形的运动，如果有条件可以去健身房，也可以在家里做一些塑形的全身性运动。

50　为什么水中运动的减重效果更好？

陆地上的各种练习通常都要承受体重，在水中则不同，由于水的浮力，会使人感到一种近似于"失重"的感觉，特别是肥胖者的脂肪多，其浮力会超过标准体重者，与在陆地上相比，肥胖者在水中会感到轻松得多，进行健身锻炼收到的效果也会更加理想。

参加运动最基本的部位是双腿和双脚，陆地上的步行、跑步、跳跃等动作因重力作用使腰、膝、踝等关节承受很大的负荷,水中因水的浮力作用不会产生这样大的负荷,所以不会使这些关节受到运动损伤。

减重必须通过大量消耗体内能量来完成。水的传导率大于空气,在25℃的水中,全身浸入时,能量消耗比在空气中大30%。同时水的阻力比空气大得多,这也是水中运动减重效果更佳的一个原因。移动距离相同时,蛙泳比陆地上步行消耗大5倍,自由泳或仰泳是步行的6倍,蝶泳是步行的75倍。用一般速度游泳时耗能9 kcal/min,而水中行走为7 kcal/min,比游泳强度低20%～30%,心率在90～120次/分,可长时间持续练习。

51 水中运动减重的项目有哪些?

水中行走、水中跑步、游泳、水球等。体重较大者也推荐在水中进行如跳跃、蹲起、高抬腿等不建议在陆地上频繁进行的运动。

52 练习瑜伽能减重吗?

瑜伽一般可以起到一定的减重效果,由于本身强度不高,如果只做瑜伽减重效果可能不是特别好。

瑜伽是一项有着悠久历史的关于身体、心理以及精神的练习，起源于印度，其目的是改善身体和心性。瑜伽具有动作轻柔、配合呼吸、动作多偏向于控制身体的平稳和安定等特点，很多人觉得瑜伽动作轻柔、动作简单，人人都可以练。殊不知，控制身体并维持某个动作的过程需要很高的关节肌肉群力量和稳定性。遵循"循序渐进"的运动健身原则，坚持下去，你就能运用古老而易于掌握的技巧，改善生理、心理、情感和精神方面的能力，达到身体、心灵与精神的和谐统一。

53 仰卧起坐能减少腹部的脂肪吗？

这个说法并不准确。首先脂肪的消耗是一个全身性的代谢过程，这个过程中不存在先消耗哪部分脂肪后消耗哪部分脂肪，而是全身脂肪几乎同时被分解，至于有些部分瘦得快有些部分瘦得慢，只能说是本身脂肪堆积不均匀导致的。因此，从这个角度来说，仰卧起坐当然是可以减少腹部脂肪的，只不过它同时也可以减少其他部位的脂肪。这个问题还可以从另一方面进行解释：仰卧起坐可以锻炼腹部肌肉，而肌肉对脂肪有一定的约束能力，因此肚子的确会变小。

 54　什么是间歇运动减重法？

　　高强度间歇训练（HIIT）最早是为了提高运动员的耐力而设计出来的，后来发现不仅运动时间短且减脂效果可喜，深受运动员及健身人士青睐。它可以减少脂肪，尤其是内脏脂肪，也有研究表明对心血管健康有益。这种运动强度高，往往需要达到最大心率的80%以上，差不多是累到喘不过气的程度，但是相应的，能量消耗的效率也很高。举个例子，一个 20 min 左右的 HIIT，除去休息时间，真正的运动时间可能只有 10 ～ 14 min，却可以消耗 200 kcal 的能量，相当于匀速跑步 30 min。说一个比较简单的方案，我们可以通过跳绳、蹬自行车、开合跳这些方式来实现，如快速跳绳 1 min，休息 30 s，做 10 个循环。当然，想要起到效果，一定要达到运动强度及持续时间。

55　我一点都不喜欢运动，是不是就意味着我会一直瘦不下去呢？

　　不一定。每个人肥胖的原因各不相同，有些人是静坐少动的生活方式导致肥胖，也有些人是患某种疾病而导致的病理性肥胖，如库欣综合征、甲状腺功能减退等。减重就像治病，要找到自己肥胖的原因，对症下药，才能从根本上解决肥胖问题。尽管如此，我们仍推荐所有人在能力范围内进行适当的运动，毕竟，合理运动的作用是全方面促进身体健康，而不仅仅是减重。

56 每天什么时间进行运动减重最好?

从运动效果的角度来说，什么时间段进行运动其实并没有太大区别。但需要注意的是，一般不推荐晨起空腹进行运动，尤其是对糖尿病患者来说，低血糖的发生概率会大大增加。其次，餐前及餐后的半小时内也不推荐进行剧烈运动，这主要与血液在全身的分布特点有关。此外，在深夜及睡前也不提倡进行运动，因为运动后机体在一段时间内仍会处于兴奋状态，不利于入睡，即使勉强睡着，睡眠质量也会受到影响。最后，最好的运动时间，其实就是你有空的时候!

57 每天需要运动多久?

根据目前国际上的共识,普遍要求训练日累计达到 30 ～ 60 min 的运动时长,或者每周累计达到 150 ～ 300 min。有氧运动的时长计算比较容易,一般是指有氧心率达到目标范围之后的持续时间;而在抗阻训练中,则一般是指正式训练的时间。抗阻训练每个动作的重复次数,每组练习时间、组数以及组间间隔是更需要我们关注的点。运动前的热身和运动后的放松时间,一般不包含在内。

58 我每天工作很忙,没时间做运动怎么办?

工作忙没时间做运动已经成为绝大多数人的常态,但这并不能成为不参加体育运动的借口。我们推荐利用碎片化的时间进行运动,如午饭后散步 10 min、骑车上下班等。把运动的时间拆分开来,一天中累计完成 30 ～ 60 min 的运动时间而不是一次性完成。这样做的好处就是使运动计划变得更加可行,同时运动效果并不会受到太大的影响,简而言之,"动则有益"。

? 59　我每天工作结束都很累，不想做运动怎么办？

如果工作结束后疲劳感明显，除了工作强度过大的原因之外，也要考虑是否因长期不运动导致了体能下降，精神无法集中，工作时效率降低，无法支撑你完成日常的工作。因此，在这个时候，反而更要进行适当的运动锻炼，以达到增强体能的目的。

? 60　运动中多出汗、不喝水能减重吗？

不仅不能，这甚至还是一件非常危险的事情。众所周知，人体产生的汗是咸的，其中除水分之外，还含有电解质，主要是钠离子和氯离子，还有少量的钾和钙。而钠离子和氯离子的流失就无法适时地调节体液与温度等生理变化，大量出汗而不喝水，机体就会感到肌肉无力，恶心想呕吐，这些都是严重缺水的表现。因此，运动中不仅要喝水，大量出汗时还应该适当补充一些含电解质的饮品，以维持机体体液平衡。

? 61　有了运动，我是不是可以敞开吃了？

不能。运动带来的消耗其实没有想象中的那么高。一般来说，一餐摄入 500 kcal 并不是一件难事，但这些能量需要一个体重 66 kg 的成年男性快跑整整 2 小时才能消耗。另外，大强度的运动在大量消耗的同时也会更容易产生饥饿感，使人摄入更多的能量。

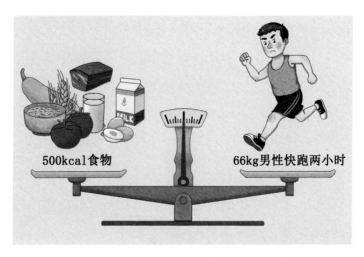

500kcal食物　　　66kg男性快跑两小时

消耗 500 kcal 能量需 66 kg 成年男性快跑 2 小时

62　甩脂机有用吗？

不太有用。由甩脂机带动的运动属于被动运动，这与大肌肉群主动收缩进行运动有本质的差别，所产生的能量消耗几乎可以忽略不计。虽然这一类震颤运动对放松肌肉还是能起到一定作用，我们仍然要提醒你甩脂机不可过度使用，若感到头部振动、疼痛等异常时，请降低频率和振幅或停止使用，以避免其对肌肉、血管、神经、内脏乃至骨骼等人体组织造成物理损伤。

❓ 63 参加运动减重效果不佳的原因有哪些?

运动的时间及强度不够，散步或轻微运动达不到减重的作用，需要中等强度的运动，如快走、慢跑、跳绳、骑自行车、爬山等，且每天最好累计到 30 ～ 60 min，才会更有利于脂肪的燃烧，达到减重瘦身的目的。另一方面，运动减重的效果不只是体现在体重下降上，如果肌肉增加脂肪减少，虽然体重没有什么变化，却对改善身体健康有着更重大的意义。

❓ 64 为什么有的人参加运动减重后体重没有减少反而增加了?

相比之前的生活习惯，增加了运动量可能会使肌肉的体积增加，因为肌肉的密度要比脂肪的密度大，所以在脂肪没有消耗太多的时候，肌肉体积的增加，就会带来体重增加。除此之外，运动减重也需要严格控制饮食，很多人不但没有改变不良的饮食习惯，还会在运动之后，过度补充能量，过剩的能量转化成脂肪，这样就会越来越胖。所以如果要进行科学的减重，运动与饮食控制要同步进行。

65 运动注意事项有哪些？

在运动的时候首先就是需要做好热身运动，热身运动是非常重要的，这会减轻自己在运动的过程中受伤害的程度，而且在运动的过程当中应该是由慢到快进行，这样的话可以给自己的身体有一定的缓冲时间，同时在运动之后也要注意进行舒缓，防止出现肌肉过于酸痛的情况。建议刚开始运动的时候是从快走或慢跑开始，这样的话会有一定的接受能力，然后逐渐地加上其他的运动。循序渐进，量力而行！

66 肥胖老年人参加运动减重应注意哪些问题？

人到老年后能量摄入减少，但同时体力活动的量及强度，以及能量的消耗也减少。而且老年人能量消耗的减少往往比能量摄入的减少更加明显，因而能量相对过剩，容易导致肥胖。有人管老年人肥胖也叫做"发福"，现在多数人已认识到这往往是生命衰老的一种表现，是"祸"的开始，而不是"福"。但是这种衰老的表现是可以推迟和预防的，其主要方法就是适当的饮食和适合的运动，特别是体育锻炼。

老年人进行减重运动，应将安全放在首位。首先，运动前必须进行较为详细的体检，明确自己心、肺、肝、肾等的功能如何，血压多高，血糖多高，血脂正常与否，身体素质和运动功能如何等。在得到医生的允许后才可开始适当的运动。不进行任何检查，仅凭感觉认为自己身体好，就开始减重运动，不仅达不到减重的目的，还有可能发生意外。其次，应根据自身条件，选择适合老年人的运动项目，如散步、慢跑、打太极拳、游泳等，要按照循序渐进的原则来逐步增加运动量。锻炼前应先做热身运动，全身活动开后再进行较大运动量的锻炼。再次，老年人不要单独进行减重锻炼，最好由有运动经验的伙伴或家人陪同，并随身携带急救药品或用具，以备万一。最后，老年人锻炼时如出现身体不适，应马上停止锻炼，进行休息，必要时及时就医。

67 肥胖的慢性病患者参加运动减重应注意哪些问题?

患有慢性病的成年人和老年人,推荐每周应进行150～300 min 的中等强度有氧活动,或 75～150 min 的高强度有氧活动,也可以将等量的中等强度和剧烈强度身体活动相组合。有氧身体活动包括散步、跑步、游泳和骑自行车等。

此外,还可进行中等或更高强度的肌肉强化活动,锻炼所有主要肌肉群,每周两天或两天以上,能带来额外的健康收益。

在每周身体活动中,患有慢性病的老年人应该进行多样化的身体活动,侧重于中等或更高强度的功能性平衡和力量训练,每周 3 天或 3 天以上,以增强功能性能力和防止跌倒。尽可能地避免跳的运动,以避免对膝关节造成损伤。

68 减重一定要去健身房吗?

可根据自身情况来决定。已经报了健身房的,可以利用好健身房的环境进行运动;如果在家或室外运动更方便,可以先不用去健身房。初期减重如果只是进行简单的有氧运动，如快走、慢跑、骑自行车等，可以不需要私教的帮助，等先瘦下来一些后，再选择私教进行有针对性的增肌和塑形。

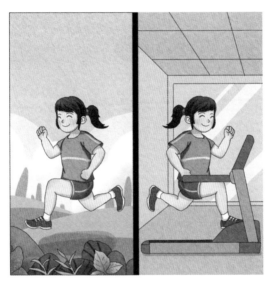

户外运动和健身房里运动

69 减肥夏令营有用吗?

减肥夏令营往往是在一个封闭的环境中进行减重，好处是让你远离外界的诱惑和干扰，一心一意地减重，控制饮食、加强运动、合理作息，的确能在相对较短的时间内减下大量体重。训练营会为你定制合理的一日三餐，远离高能量食物和饮料；运动量一天至少4小时，在封闭管理的状态下可能因为感受到这里的气氛而坚持下来，但结束后回归正常生活，往往大多数人都无法维持这样长的运动时间，导致消耗量急速下降，同时美食的诱惑"卷土重来"，如果无法克制，就容易出现不小的体重反弹。减重最重要的还是在自己的生活中去改变生活方式，才能做到真正的减重且不反弹。

 70　为什么减重后容易反弹？

（1）运动后进食高能量食物。当运动量过大时，机体会更容易产生明显的饥饿感，让人想进食更多能量来补充。

（2）暴饮暴食。很多人减重一旦看到体重下降就觉得自己已经瘦下来了，就可以大吃大喝了。或者因为对体重不满意，自己长期节食，缺乏营养，饥饿感太过明显，抑制不住而大量报复性进食，导致体重又上升，如此反复恶性循环。

（3）一些不科学的减重方法造成内分泌激素严重紊乱，不仅反弹明显，甚至对健康造成危害。

（4）仅靠饮食，而不配合运动，减重效果会停滞不前，有时会造成反弹。

（5）吃减肥药减重，很多减肥药实际上是利用利尿剂去减重，减的是水分而不是脂肪，补充水分时体重又会重新上升。

 ○71　减重遇上平台期怎么办？

减重平台期是减重的瓶颈，突破的方式有以下几点。

（1）喝大量的水，每天喝 2000 ml 以上，这样可以抑制食欲，保持体内的水分充足。

（2）增加运动量，特别是有氧运动效果最为理想，可以适当地增加时间。

（3）远离烟草、酒精、零食等一些不良的饮食。

（4）适当控制饮食，吃到八分饱为宜，可以适当增加一些蔬菜的摄入。

（5）注意早餐的摄入，一定要保证早餐的合理增加，而不要因为减重而减少早餐，不然会使一天的能量有所减少，而出现饿得快的情况。

（6）适当补充维生素，如新鲜的水果和蔬菜。

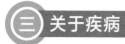72 怎样判断人体肥胖？肥胖发生的早期现象有哪些？

（1）计算BMI公式：

BMI＝体重（kg）÷身高^2（m^2）

BMI ＜ 18.5　　　　　属于消瘦

18.5 ≤ BMI ＜ 23.9　　属于正常

24 ≤ BMI ≤ 27.9　　　属于超重

28 ≤ BMI　　　　　　属于肥胖

（2）测量腰围：男性腰围大于 85 cm，女性腰围大于 80 cm，都属于腹型肥胖。

（3）测量体脂率

体脂率反映了人体内脂肪含量的多少，适量的身体脂肪是维持基本生命活动所必须的，太多了则会影响身体健康。成年女性的标准体脂率应在 18%～28%，≥28%算超标，≥30%就属于肥胖；成年男性的标准体脂率则应在 10%～20%，≥20%算超标，≥25%就达到肥胖标准。

肥胖的早期现象：乏力、易困、嗜睡、打鼾、轻度脂肪肝、内分泌紊乱、黑色棘皮症、胰岛素抵抗等。

?）73　肥胖产生的主要原因有哪些？

（1）出生巨大儿；（2）早产/低体重；（3）幼儿期肥胖；（4）青春期肥胖；（5）妊娠期肥胖；（6）更年期肥胖；（7）中年期肥胖；（8）父母单/双方肥胖；（9）在外就餐多；（10）爱吃精白米面；（11）口味偏咸；（12）暴饮暴食；（13）爱喝饮料；（14）不爱喝水；（15）爱吃水果；（16）爱甜食；（17）爱吃荤菜；（18）爱吃油炸；（19）偏爱红烧；（20）爱吃辣；（21）不爱蔬菜；（22）爱淀粉类；（23）经常挑食；（24）爱喝酒；（25）爱冷饮；（26）吃饭速度快；（27）进餐时间长；（28）熬夜；（29）上夜班；（30）吃夜宵；（31）加班频繁；（32）应酬频繁；（33）出差频繁；（34）运动过度；（35）不运动；（36）家庭变故；（37）药物因素；（38）疾病因素；（39）情感因素；（40）婚后肥胖。

74 怎样预防肥胖?

（1）饮食方面。合理地摄入能量，能够维持机体日常所需即可，保证营养均衡，多吃些蔬菜水果，少吃或不吃高糖、高脂肪的食物。避免重口味的食物，注意进食顺序，先吃蔬菜、再吃鱼虾、再吃禽畜肉类、最后吃主食。

（2）运动方面，饭后半小时适当走动，避免刚吃完饭就躺下或坐着，根据自身可以承受的运动力度定制好运动方案，长期坚持运动。

（3）养成良好的生活习惯，一日三餐定时定量，吃饭时注意细嚼慢咽，避免熬夜，保证睡眠充足。

（4）若是疾病或药物引起的肥胖，首先应该积极治疗相应疾病，一般来说这类继发性肥胖在病因缓解后，体重也会下降。

75 肥胖给人们带来的影响和危害有哪些?

肥胖会引起多种疾病。肥胖者脂肪比例增多，耗氧量加大，心脏负担加重，心肌肥厚，容易产生高血压和冠心病。肥胖者因体重增加，需要更多的氧，同时肥胖者腹部脂肪限制了肺部的呼吸功能，容易造成缺氧。严重时导致心肺功能衰竭。肥胖者会引起血糖代谢异常，可引起糖尿病，脂肪代谢异常可引起高脂血症，嘌呤代谢异常可引起高尿酸血症等。肥胖者血液中甘油三酯过多，堆积在体内容易形成脂肪肝和胆结石。肥胖者躯体重量大，会加重脊柱、骨盆及下肢所承担的重量，导致其循环功能减弱，末梢循环供血不足，易出现各种退行性关节病变。肥胖容易引起

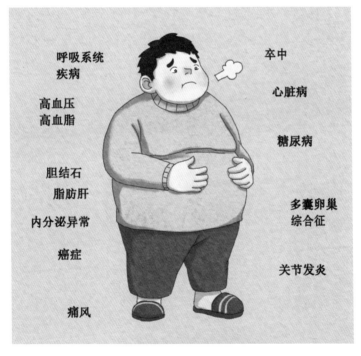

肥胖的危害

人们自卑、焦虑和抑郁等精神心理问题，导致人际关系敏感，社会适应性和活动能力降低，影响正常的工作和生活。并且肥胖会压迫气道，引起狭窄，从而导致睡眠呼吸暂停综合征。

 76 肥胖会引起高血压吗？

超重和肥胖者的高血压发病风险是体重正常者的 1.16 ～ 1.28 倍。脂肪超标包括体表脂肪和内脏脂肪超标，如果脂肪附着在血管壁上就会使血管的内壁增厚，从而使血管弹性减弱，再加上血脂和血黏度升高，会导致动脉粥样硬化，从而容易对心脏和肺功能造成危害，并对心脏的射血造成压力，进而使血压升高。反之如果通过饮食和运动调整把脂肪减掉，这也包括血管壁上的脂肪，就会使你的血管弹性增加，自然而然，血压也会下来。有研究表明，体重每下降 1 kg，血压会相应下降 1 ～ 2 mmHg。

建议：（1）减少钠盐摄入，增加钾的摄入。

（2）清淡饮食，增加运动。

（3）戒烟限酒，合理服药。

❓ 77 肥胖会引起高血糖吗?

肥胖，尤其是腹型肥胖，是 2 型糖尿病发病的独立危险因素。体内脂肪的堆积，特别是内脏脂肪增加，容易造成胰岛素抵抗，机体会出现高胰岛素血症，肌肉和其他组织对葡萄糖的利用继而降低，一旦再多的胰岛素也不能维持正常血糖时，会出现糖耐量减低，最后发展为糖尿病。随着糖尿病病程的延长，其代谢紊乱可导致眼、肾、神经、血管及心脏等组织器官的慢性并发症。

从肥胖到糖尿病的进展一般为：肥胖→糖耐量异常→2 型糖尿病→难以控制的高血糖→糖尿病并发症→致残甚至死亡。

肥胖合并糖尿病患者想把血糖降下来，最简单的方法就是控制体重。根据研究，体重下降 7%，胰岛功能可以提高 57%，患者的用药量可以减少一半或停用。

建议：（1）合理膳食是肥胖合并 2 型糖尿病的预防和治疗的基本方法，需要控制每日摄入总能量。

（2）适量运动是控制体重的最佳手段和治疗 2 型糖尿病的基础。

（3）糖尿病患者需遵医嘱，长期坚持服药治疗以达到控制血糖的目的，并防止并发症的出现。

（4）患者需加强对血糖、体重等指标的监测。

 78　肥胖会引起高尿酸血症和痛风吗？

尿酸由饮食摄入和体内分解的嘌呤化合物在肝脏中代谢产生。肥胖者体内含有过多脂肪，会增加嘌呤数量从而合成过多尿酸，而过剩的脂肪还会产生游离脂肪酸，增加肝脏的代谢负担，使得尿酸合成酶活性变得亢进，促进尿酸的产生。在肥胖者体内，抑制尿酸合成的酶会出现产生不足或被过量消耗的情况，对尿酸的生成抑制作用降低。

所有导致尿酸生成过多和（或）排泄减少的因素均可导致高尿酸血症。

痛风：一般高尿酸血症患者血尿酸水平超过其在血液或组织液中的饱和度，可在关节局部形成尿酸钠晶体并沉积，诱发局部炎症反应和组织破坏，产生痛风。

高尿酸血症与痛风是一个连续慢性的病理生理过程，高尿酸血症绝不仅仅是引起痛风或关节痛这么简单，其临床表型具有显著的异质性，还可能引起酸性肾病和肾结石等。

肥胖是高尿酸血症及痛风的主要原因之一，研究发现血尿酸浓度与体重指数成正相关，与腰臀比值成正相关。通过体重控制，有 60% 左右的患者尿酸可以得到明显改善。

另外限酒或戒酒也能有效降低尿酸水平。

不宜进食过多含糖饮料、甜食、海鲜、动物内脏等；大量饮水可促进尿酸排泄；另外限酒或戒酒能降低血尿酸水平达 1.6 mg/dl。

❓ ○79 肥胖会增加恶性肿瘤患病率？

肥胖与肿瘤的发生机制都不是单一的，两者之间的具体作用关系尚未完全阐明。目前认为，可能与肥胖引起的胰岛素抵抗、激素分泌失衡、炎症以及免疫功能下降等因素有关。

不过肥胖会增加恶性肿瘤的患病率却是不争的事实。美国癌症研究所和世界癌症研究基金会更新了迄今关于生活方式和癌症预防的最全面和权威的报告：超重和肥胖大大增加了至少 13 种癌症的发生风险，暗盐控制：养成阅读营养成分表的习惯，主动避开隐形盐含量高的食品，如薯片等零食或饮料及腌菜等，选择新鲜的，具有"低盐""少盐"或"无盐"标识的食品。尽可能减少外出就餐，主动选择低盐菜品。

40　自助餐我们应该怎么挑选？

　　自助餐是一个特别容易让人放开肚皮吃个痛快的地方，不过"选择比努力更重要"。如果你想吃得尽兴，又不想发胖，最好掌握以下吃自助餐的攻略。

　　（1）海鲜类。特别推荐带壳的海鲜，可以拿一大盘，因为一般海鲜的脂肪都很低，又是优质蛋白，不管是减脂还是增肌都很好。

　　（2）肉类。推荐精瘦肉，不仅高蛋白，饱腹感也很强。

　　（3）蔬菜类。其实不管吃什么，蔬菜都是最低卡低脂的。荤素结合不仅能让我们吃得饱，还能帮助我们平衡营养。

　　（4）主食类。建议避免在自助餐吃很多主食，包括米饭、面条、糕点、寿司等都属于主食类。当然吃其中包括"四大癌症"中的三种，即乳腺癌、结肠直肠癌和前列腺癌。2014年11月，《柳叶刀·肿瘤》杂志的一项对全球184个国家的因癌症死亡人群做的统计分析中的数据表明：全球每年因肥胖和超重带来将近50万例的新增癌症病例，每年增长约3.6%。

80 肥胖会引起骨关节疾病吗？

肥胖可能引起的骨关节疾病主要有三种：骨性关节炎、糖尿病性骨关节病和痛风性骨关节病。其中发生最多、危害最多的是骨性关节炎。

肥胖会增加关节的负荷，让膝关节两侧间隙受力不均，负重不平衡，从而使关节出现退行性病变。特别是老年肥胖者如果长期劳损积累下来，就会使软骨出现硬化，从而造成骨关节炎的发生。人体的各个承重关节都是骨关节炎的重灾区，如髋、膝、足踝关节、腰椎等。而肥胖者本身就运动不足，有了关节炎就更不敢动了，这样体重自然也就下不来，如此形成一个恶性循环。

？ 81 肥胖会引起高脂血症吗？

高血脂的严格定义应该为血脂紊乱或血脂异常，是指由于体内脂肪代谢异常，导致人体内血清脂质的浓度水平超出了正常范围。血脂高会影响血液浓度，导致血流速度减慢，很容易导致血液中的脂肪微粒在血管壁沉积，使血管变硬，从而使血压升高。还有一个低密度脂蛋白是形成冠状动脉粥样硬化非常重要的一个指标，对血管有腐蚀作用，也会导致血压升高。

不良的生活习惯其实都是高脂血症的"土壤"。因此高脂血症患者在治疗时，首先需要调整饮食结构、培养健康的生活习惯。

建议：（1）饮食建议：低脂饮食。

（2）运动建议：适量运动。

（3）药物控制：合理用药。

？ 82 肥胖会引起非酒精性脂肪肝吗？

肥胖者脂肪组织增加引起脂肪组织分解代谢增强，会引起血液中的大量游离脂肪酸不断运往肝脏，游离脂肪酸在肝脏中合成脂肪增加，当超过肝脏运出脂肪能力的时候就会累积在肝脏形成脂肪肝。

并且，肥胖导致的高胰岛素血症可抑制肝细胞内脂肪的氧化，促进肝细胞内脂肪合成增加，这些都造成了脂肪在肝细胞内沉积，久而久之就成了脂肪肝。

83 肥胖会引起睡眠呼吸暂停综合征吗？

因为肥胖者颈部脂肪沉积，久而久之压迫上呼吸道口径，气道容易缩小和塌陷。胸腹部的脂肪沉积引起呼吸负荷增加，胸廓顺应性下降，膈肌上抬呼吸频率下降，在睡眠时就会引起睡眠呼吸暂停综合征。而睡眠呼吸暂停综合征，又会导致大脑缺氧、代谢紊乱，从而加重肥胖，形成恶性循环。

84 肥胖会引起多囊卵巢综合征吗？

肥胖导致多囊卵巢综合征的最大原因就是胰岛素抵抗，因为肥胖者脂肪细胞明显增多，会造成胰岛素敏感性下降，产生胰岛素抵抗，也就是说胰岛素运用不起来，产生所谓的高胰岛素血症，而这些病理生理的改变最终会影响到卵巢的功能，导致卵巢激素分泌功能的紊乱，最终引起多囊卵巢综合征。

85 肥胖会引起肥胖型肾病吗?

肥胖会造成内脏脂肪堆积,从而导致挤压肾门或肾实质导致肾脏缺血。并且脂肪细胞可分泌炎症因子,可诱发胰岛素抵抗,造成肾损伤。高脂血症也可能会引起肾小球硬化,导致肾缺血损伤。

86 肥胖对心脑血管系统的影响和危害有哪些?

肥胖的人们心脏所承受的负担特别大,心脏每次收缩都要用更大的力度,时间一长,就会出现心脏变大等情况。并且肥胖还会导致血脂水平升高,容易造成人们发生冠状动脉粥样硬化性心脏病,造成严重后果。

肥胖还会影响大脑供血,脑内血流量的减少导致大脑处于缺氧状态,会直接损害大脑的生理功能,会使人记忆力下降,语言理解能力变弱,思维不清晰。

87 肥胖者为什么容易患冠心病?

肥胖者常伴有血清总胆固醇、低密度脂蛋白胆固醇、甘油三酯水平升高,高密度脂蛋白胆固醇水平反而降低，这些都容易导致冠状动脉粥样硬化发生，从而引起冠心病。另外，肥胖者往往缺乏运动，长时间静坐不利于身体健康，也容易引起冠心病。并且肥胖者往往伴有胰岛素抵抗以及糖耐量异常，这些情况也容易引起冠状动脉粥样硬化，导致冠心病的发生。

⁇) 88　肥胖者为什么容易患胆结石?

胆结石形成的原因一是胆固醇增多，二是胆汁酸减少。肥胖者大多伴有高脂血症和脂肪肝，胆汁里面的胆固醇比体重正常者的相对要多，这种胆汁形成结石的可能性增大，所以说肥胖者容易患胆结石。

⁇) 89　肥胖对心理有影响吗?

研究显示，肥胖者普遍自信心不足，容易焦虑和抑郁，而且肥胖者抑郁情绪发生的比例远高于体重正常者。我们常说的"心宽体胖"基本不存在，胖了心情反而会更差。

有些肥胖者身体不灵活，运动中易疲劳，安静时爱瞌睡，易受到身边人的排斥、嘲笑，进而逐渐变得孤僻，疏远别人，久而久之形成自卑、退缩的心理和行为上的障碍。这种不良的心理状态，潜在地影响其正常的身心健康，进而影响学业或事业。

"爱美之心，人皆有之"。有的肥胖者盲目减重，不顾身体健康，一味节食，体重控制有一定的效果后，再遇到美味佳肴时，就极容易放松警惕，吃得反而会比以前更多，甚至暴饮暴食。另外，尤其是青少年期及成年早期的女性减重的欲望太强烈，而对变胖表现出强烈的恐惧，对食物产生强烈的反感时，就可能会出现神经性厌食症。

❓ 90 小儿隐匿性阴茎的原因有哪些？

（1）单纯性肥胖：部分家长发现孩子阴茎比较小，认为是发育有问题，在医院检查后发现阴茎、性发育等没有问题，而是由于肥胖所导致的隐匿性阴茎，也就是腹股沟的脂肪过多，把阴茎包埋起来，就会误认为阴茎偏小，其实这种单纯性肥胖对于阴茎的发育没有太大影响。这种情况要及时减重，通过让孩子减到标准体重，隐匿性阴茎就会慢慢得到改善。

（2）其他原因：在临床上还有比较少见的疾病，这些疾病有遗传性的也有后天性的，有可能会出现肥胖，同时也会影响男孩子的性发育障碍，包括阴茎短小、睾丸小，甚至有睾丸的缺失。部分孩子会有特殊容貌，智力也会偏低下。再者部分患者可能会出现骨代谢的异常，就是身材也比较矮小，可能还会出现糖脂代谢的紊乱，比如血脂高、血糖高、尿酸高、肥胖。因此当患儿出现了肥胖，阴茎也比较小，同时还出现上述的特殊临床表现，需及时就医治疗。

 91　肥胖对少年儿童的影响和危害有哪些?

（1）大脑功能的减退。由于脂肪的沉积，儿童的记忆力会衰退、发育速度会变慢。

（2）影响身体发育。儿童肥胖会给骨骼肌肉造成过大压力，导致关节、骨骼和肌肉的损伤，影响儿童的运动和骨骼发育速度。

（3）危害心血管系统。儿童肥胖是儿童高血压最主要的发病危险因素，儿童高血压患者中的30%～40%会出现并发症，如左心室构型改变、血管内膜中层增厚、大中动脉弹性降低、肾脏功能下降和眼底动脉硬化。

（4）危害内分泌系统。肥胖儿童未来患糖尿病的风险是体重正常儿童的 2.7 倍。

（5）危及呼吸系统。肥胖会增加哮喘和肺功能下降的风险。儿童肥胖同样能增加睡眠呼吸障碍的风险，甚至会引起睡眠呼吸暂停。

（6）提高患儿童非酒精性脂肪肝病的风险，成年后可能发展成为肝硬化和需要肝移植的终末期肝病。

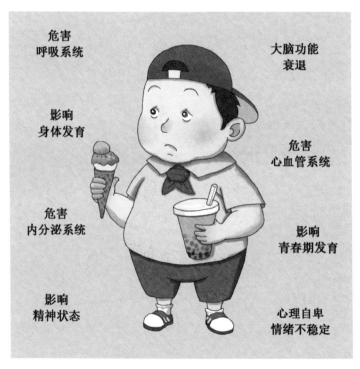

肥胖对少年儿童的危害

（7）影响青春期发育，儿童肥胖症会导致性早熟。因为过多的脂肪组织会使孩子身体分泌一些致青春期提前的激素。

（8）儿童时期肥胖会导致人体内脂肪细胞数量增加，导致之后一生都难以瘦下来。

（9）影响精神状态，肥胖儿童会出现无精打采、昏昏欲睡、注意力不集中。

（10）心理上的自卑感。肥胖儿童会容易遭到其他人的嘲讽、嘲笑、针对、排斥、霸凌，对于儿童心理发展有很大的消极影响。容易导致儿童心理抑郁。

（11）情绪不稳定，肥胖儿童由于心理问题，情绪会较正常儿童更加敏感，容易焦虑。

❓◗ 92　肥胖妨碍到孩子生长发育了怎么办？如何补救？

（1）首先要从饮食方面入手，保证孩子有足够的蛋白质摄入，以保证他们生长发育的需求，如瘦肉和鱼虾等。其次要保证有足够的维生素和膳食纤维的摄入，而这些一般在蔬菜和水果中含量比较高。再次对于脂肪含量比较高和淀粉含量比较高的食物，要适当地限制摄入量，比如油炸食物、甜食、淀粉类含量特别高的食物等。

（2）在运动方面要加强，应该每日都要有2个小时左右的运动时间（学校1小时，课外1小时），以保证摄入的能量、消耗的能量和生长发育所需要的能量三者的平衡。每天最好能保证有一定量的高强度运动，再就是要注意运动的趣味性和持续性。

（3）应该纠正一些不良的生活习惯，如饭后立刻看书，做作业或者是长时间地看电视、玩游戏等等，这些都是不良的生活方式。

93　肥胖对性功能有影响吗？

肥胖对性功能的影响是非常大的，如果不尽快控制体重，可能会导致性功能下降，性欲减退，性交还会受阻。还有的男性会因为身体肥胖而影响到生殖器的发育，生殖器也比较小，这样就会影响到同房的快感。当性功能下降之后，男性没办法正常勃起，夫妻感情也会受到影响。

94 肥胖对受孕也有影响吗?

肥胖有可能影响受孕,年轻女性有时身体肥胖可引起多囊卵巢综合征,而多囊卵巢综合征可引起不孕。所以对于年轻女性如果准备受孕,需要尽早控制体重,不要等长胖后再想办法减重。

男性要注意肥胖也会影响精子质量,使精子活力低下,从而导致不育。

95 肥胖对女性的影响和危害有哪些?

(1)可能会导致内分泌失调,表现为月经紊乱、月经量减少,还可能会引起多囊卵巢综合征,而多囊卵巢综合征可引起不孕,从而影响生育。如果内分泌失调持续的时间较久,会导致肥胖非常顽固,所以必须尽早减重。

(2)由于女性的肌肉含量激素水平的关系总体低于男性,因此如果过于肥胖,关节的压力就会增大,导致经常出现腰酸背痛的情况,严重的可能会造成骨骼关节的损伤甚至出现畸形。

(3)长期肥胖还有可能会导致高脂血症、高血压、冠心病、糖尿病等慢性疾病,从而影响正常的生活。

96 怎样预防女性妊娠期和哺乳期发生肥胖?

妊娠期:孕妇在怀孕期间需要补充足够的营养,为了避免在孕期中发胖,需要提前做计划。

(1)制订每周的饮食计划,在保证营养均衡的状况下,控制食物的摄入,尤其要减少能量高的食物,以保证将体重的增长控制在合理的范围内。

(2)选择含糖量少的食物,尽量避免食用冰淇淋、蛋糕等高能量食物。

(3)适量地做一些运动,这可以有效地提高孕妇的身体素质,提高免疫力及抵抗力,并且可以消耗掉体内过剩的营养及能量。

哺乳期:新手妈妈在带孩子的过程中容易因为某些琐事和家人闹矛盾而情绪不良,容易引起内分泌失调,从而造成肥胖,因此这个阶段的情绪调节就相当重要。禁止暴饮暴食,饮食上要少食多餐,保持节制。同时应该挑选低脂、高维生素、低糖、高蛋白的食物。最后,还要多参加体育运动,比如产后瘦身操和健美操等,或者带孩子出门散散步,根据自己的情况挑选适合自己的减脂运动。

97 中医治疗肥胖有用吗？比如喝中药、埋线等？

目前中医常用针灸配合其他中医的辅助治疗手段，如通过推拿、刮痧、埋线、中药内服外敷等方式来调节内分泌，调节脏腑功能从而达到减重的目的。

中医减重是对肥胖者的神经和内分泌功能进行调节，既能够抑制肥胖患者亢进的食欲，减少其进食量，又能够抑制肥胖患者胃肠消化吸收的功能，减少对能量的吸收，而且还可以促进机体的新陈代谢，增加能量的消耗。相对于西医的抽脂、药物等方式来看，中医治疗相对安全，而且价格低廉，容易被患者接受。因此从这个角度来说，中医治疗是可以帮助减重的，但却并不能保证对每个人都能达到非常明显的效果。并且即使是中医减重，最重要的还是注意饮食的合理搭配和适量的运动，要养成健康的生活方式，才能保持减重不反弹。

 98 减肥药有用吗？

目前市面上有很多的减肥保健品和偏方，有些人甚至盲目使用国外代购的减肥药，但这些大多成分不明，还可能含有违禁成分，不但达不到减重的效果，还会给使用者身心带来很大的安全风险。目前市面上常见的减肥药有以下几种。

（1）添加了刺激性泻药成分，常见的有大黄、番泻叶、芦荟、决明子等。这些成分通过刺激肠蠕动产生很强的腹泻作用。虽然在短时间内能让身体排出更多水分，从体重秤的数据来看或许会显得效果"立竿见影"，但是体内的脂肪实际并没有减少。

（2）促脂肪燃烧成分，常见的有薄荷醇、辣椒素等。这类产品主要通过外用涂抹，让使用者有凉凉的或者热热的感觉。实际不能减重，只局限于皮肤的感觉和毛细血管的舒张或收缩。

（3）脱水成分，常见的有咖啡因、七叶皂苷等。对于水肿人群，使用后可以减轻局部的水肿，但效果很短暂，不能从根本上改善水肿，更不可能减脂瘦身。

（4）抑制食欲成分，如西布曲明、氟西汀、芬氟拉明等。该成分作用于神经系统，会让人不想吃东西，短期内快速减重，但这些成分不良反应多，不利于身体健康。

此外，被偷偷放进减肥产品的非法添加物还包括甲状腺素、安非他明、克伦特罗等。

美国食品和药物管理局（FDA）2022年批准了5种可长期应用的处方减肥药：安非他酮-纳曲酮、芬特明-托吡酯、奥利司他、利拉鲁肽和司美格鲁肽。

这5种减肥药中，"奥利司他"是国内仅有的合法的非处方减肥药，主要通过干扰脂肪吸收来发挥作用。但是，奥利司他会引起恼人的胃肠道副作用，如肠胃气胀、油状便等。此药并不适用于正常体重者减重，并且可能会有罕见且严重的肝功能损伤。

另外4种，要么还没有进入中国，要么在国内仅限于治疗其他疾病没被国家药品监督管理局批准用于减重。

减肥针：利拉鲁肽、司美格鲁肽，这两种"减肥针"实质上是糖尿病治疗药物。它们同属于人胰高血糖素样肽-1（GLP-1）受体激动剂，可使2型糖尿病患者血糖水平大幅改善，同时能通过延缓胃排空、减少食物摄入、抑制食欲而降低体重。这类药物也有一定的副作用，如恶心、呕吐、腹泻、头晕等，并且在使用前需要排除相关甲状腺疾病。现在也有人通过技术漏洞，在网络上擅自购买、注射，很容易减重不成反而伤了身体。科学减重的基石是重建健康的生活方式，减肥针、减肥食品、减重手术只能作为工具，起到辅助作用。

?）99　减重手术有用吗？

减重手术是通过手术缩小胃容量，重建肠道顺序，限制和减少营养物质的吸收，由此提高人体内胰岛素的作用效率，改善胰岛分泌功能，调节肠道菌群和胆汁酸代谢，从而达到治疗肥胖及糖尿病的有效方法。根据原理不同，主要分为两大类：一是把胃缩小，让人吃得慢，吃得少（限制型手术）；二是减少食物经过肠道的时间，让食物来不及充分吸收就排出去了（吸收不良型手术）；当然也有同时满足这两种原理的手术形式（胆胰分流术）。

减重手术的好处：

（1）长期有效减重。减重手术可减掉肥胖者多余体重的 66%～75%，平均三个月减 15～30 kg；术后遵从医嘱、控制饮食、改变生活方式，远期复胖率仅 5%～10%。

（2）有效治疗多种肥胖并发症。减重手术后的体重下降可治疗或缓解高血压、脂肪肝、高脂血症、高尿酸血症、鼾症、2型糖尿病、月经不调、多囊卵巢综合征、性功能障碍等多种肥胖并发症，并有助于降低乳腺癌、胰腺癌、肝癌、结肠癌、子宫内膜癌、卵巢癌、直肠癌、胆囊癌、食管腺癌、肾细胞癌、脑膜瘤、甲状腺癌、多发性骨髓瘤等13种癌症的发生风险。

（3）延长寿命：与未实施减重手术的肥胖者相比，术后可平均延长寿命7年。

（4）显著减少2型糖尿病和其他并发症的药物使用。

（5）相比不接受手术治疗，进行减重手术可显著降低患者的死亡风险。

（6）相比不接受手术治疗，进行减重手术患者的住院天数和住院花费显著减少。

（7）相比药物治疗，实施减重手术的患者在整体健康、情感健康、身体与社交、功能、痛苦缓解以及个人精力恢复等方面都有不同程度的改善。

减重手术的风险主要是术后并发症，如术后消化道出血、穿孔，胃底部易出现切口胃瘘，由于肠道狭窄和胃狭窄造成食物梗阻，周围脏器的损伤等。这些现象容易造成贫血和低钙血症。时间长了会发生营养不良、内分泌紊乱、甲状腺功能亢进、恶心、厌食、皮肤瘙痒、全身肌肉无力、活动乏力，严重影响身体和身心健康。

适合减重手术的患者可分为以下几种情况。

（1）体重指数（BMI）＞ 37.5 kg/m^2。

（2）BMI ＞ 32.5 kg/m^2 且伴有代谢性疾病，如高血压、高脂血症。

（3）BMI ＞ 27.5 kg/m^2 且伴有糖尿病。

不适合减重手术的患者：继发性肥胖患者如激素分泌异常，需先治疗激素分泌再进行减重手术。成瘾性患者如药物成瘾或酒精成瘾也需要先进行戒断治疗。盲目进行减重手术，或术后难以配合随访并坚持良好生活方式者，效果一般不佳。明确诊断为 1 型糖尿病、胰岛 β 细胞功能已经基本丧失的 2 型糖尿病、妊娠糖尿病及其他特殊类型糖尿病患者也暂不在代谢手术治疗范围内。

做此类手术需经医生的专业评估，术前及术后的生活方式方案，需专业的营养师进行指导执行。

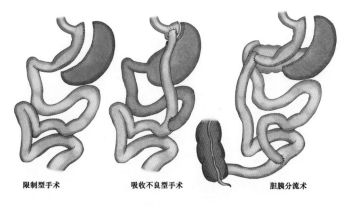

限制型手术　　　　吸收不良型手术　　　　　胆胰分流术

减重手术示意图

100 什么是抽脂术？有什么危险？

抽脂术是减重项目的一种，这种方法主要针对脂肪堆积型的肥胖，在脂肪堆积厚的地方开一个小口，通过专业的手法，抽出多余的脂肪成分，达到在短时间内减重瘦身的效果和目的。

抽脂的危害：

（1）抽脂越多，创伤越大。一般抽脂会同时涉及多个部位。部位越多，使用的麻药量越大，创伤也就越大。说抽脂是安全的，是相对于较小的部位而言的。

（2）抽脂越多，用药量越大。注入患者体内的药物有镇痛药利多卡因、血管收缩药物肾上腺素等。最新研究证实，抽脂时注入体内的利多卡因，九成以上会被吸取；而注入肾上腺素后，即使只有不足 1/3 会被吸取，血液中的浓度仍会达正常情况的数倍。

（3）抽脂容量越大，风险就越高。抽脂手术每次抽脂容量有限，目前业界认为，抽脂一次不能超过 10000 ml，当抽脂容量达到 10000ml 时，并发症发生率随之提高，死亡率也会上升。一些求美者认为脂肪一次性抽得越多，减重越有效果，这种观点是完全错误的。而且抽脂部位也不能过多，部位可进行适当搭配，如腰腹和大腿都需要抽脂，那就腰腹、大腿分开。此外，年龄越大，麻醉量越大，时间越长，都意味着更大的风险。

（4）抽脂的真正作用是雕塑体型，减轻体重只是次要作用。而雕塑体型的本意不是抽除脂肪，而是使脂肪的分布符合人体审美的要求。这就决定了抽脂的原则应是该抽的地方抽，不该抽的地方不能抽；该抽多少就抽多少，不能没有限制。

参考文献

[1] 狄建忠，励丽.术说糖尿病[M].上海：复旦大学出版社，2019.

[2]《儿童肥胖预防与控制指南》修订委员会.儿童肥胖预防与控制指南（2021）[M].北京：人民卫生出版社，2021.

[3] 国家卫生健康委疾病预防控制局.中国居民营养与慢性病状况报告（2020年）[M].北京：人民卫生出版社，2021.

[4] 美国运动医学学会.ACSM运动测试与运动处方指南[M].10版.北京：北京体育大学出版社，2019.

[5] 世界卫生组织.世卫组织呼吁各国减少成人和儿童糖摄入量[EB/OL].[2015-03-04]（2022-03-11）.https://www.who.int/zh/news/item/04-03-2015-who-calls-on-countries-to-reduce-sugars-intake-among-adults-and-children.html.

[6] 王正珍，徐峻华.运动处方[M].3版.北京：高等教育出版社，2021.

[7]《中国成人超重和肥胖预防控制指南》修订委员会.中国成人超重和肥胖预防控制指南2021[M].北京：人民卫生出版社，2021.

[8] 中国营养学会.中国肥胖预防和控制蓝皮书[M]. 北京：北京大学医学出版社，2019.

[9] 中国营养学会.中国居民膳食指南（2022）[M].北京：人民卫生出版社，2022.